DES ULCÉRATIONS
DE LA LANGUE
DANS LA COQUELUCHE

PAR

LE Dr JULES CHARLE
Ancien Interne en Médecine et en Chirurgie des Hôpitaux
et Hospices civils de Paris.

PARIS
ADRIEN DELAHAYE, LIBRAIRE-ÉDITEUR
PLACE DE L'ÉCOLE DE MÉDECINE

1864

Paris. — A. Parent, imprimeur de la Faculté de médecine, rue Monsieur-le-Prince 31

DES ULCÉRATIONS

DE

LA LANGUE

DANS LA COQUELUCHE

Il est un symptôme de la coqueluche dont l'étude ne me paraît point avoir été faite d'une manière suffisante. Je veux parler des petits ulcères situés sous la langue, sur le frein ou dans son voisinage. Ce symptôme mérite cependant un certain intérêt, à cause de sa fréquence, du diagnostic qu'il peut contribuer à éclairer, et en raison du problème de pathologie générale qui s'y rattache.

Dans ce travail, j'exposerai les résultats des observations que j'ai lues, mais surtout des faits que j'ai observés.

Je m'attacherai à établir d'une manière précise et rigoureuse la fréquence de ces ulcérations, les différentes phases qu'elles parcourent, leur mécanisme, et leurs significations en nosographie.

A l'étranger, ces ulcérations ont été l'objet de plusieurs publications.

Parmi les auteurs qui ont étudié ce symptôme de la

coqueluche, je citerai Amelung, Braun, Bruck, Zitterland, Lersch (*Rhein, und Westfal, Corr. Blatt.*, 1844), Schmidt (*Jarbucher der in und aus land medical*, 1844) en Allemagne, et Gamberini (*Ann. univers. di med.*, 1854) en Italie.

En France, sauf un extrait du mémoire de Gamberini, rapporté dans les *Archives générales de médecine* (1855), ce symptôme n'a été signalé, que je sache du moins, nulle part, si ce n'est dans le *Traité des maladies des nouveau-nés*, de M. le Dr Bouchut (art. *Coqueluche*, p. 360). Ce dernier auteur avait de plus fait un mémoire qui est resté inédit, et recueilli de nombreuses observations sur ce sujet. Je dois le remercier d'avoir bien voulu mettre à ma disposition tous ses matériaux. Ce sont ses observations qui, jointes à celles que j'ai recueillies moi-même, m'ont permis de bien étudier ce phénomène et de baser cette étude sur un grand nombre de faits. Dans le cours de ce travail, j'aurai occasion de faire connaître les différentes opinions des auteurs qui se sont occupés de ce singulier symptôme de la coqueluche.

Ces opinions, je les admets pour la plupart, et mes observations viennent confirmer les faits publiés par MM. Lersch, Zitterland, Gamberini, et ceux recueillis par M. Bouchut. Je ne serai guère en désaccord avec ces auteurs que pour quelques questions de détail.

Les ulcérations linguales de la coqueluche s'observent à peu près sur la moitié des sujets atteints de cette maladie. Dans 84 cas de coqueluche observés par M. Bouchut, elles ont existé 43 fois. Dans les observations qui nous sont personnelles, sur 16 cas, nous les avons rencontrées 11 fois, et dans 2 autres cas il y avait des granulations.

Les deux sexes y paraissent également prédisposés. Sur 32 cas observés sur des garçons, nous les avons rencontrées 21 fois, et sur 68 filles, elles ont existé 35 fois.

Pour l'âge, on trouve dans notre travail que presque tous les enfants avaient au delà de 2 ans. Ce fait tient peut-être à ce qu'on nous présente assez rarement, à l'hôpital, des enfants au dessous de cet âge ; mais cela tient aussi à ce que les ulcérations ne se développent point avant l'apparition des premières dents, c'est-à-dire avant l'âge de 6 ou 7 mois. J'en donnerai les raisons lorsque j'exposerai le mécanisme de la formation de ces ulcérations.

Pour bien faire saisir ces chiffres, je rapporte à la fin de ce travail un tableau où se trouvent résumées les notes des observations, en signalant le sexe des malades, leur âge, l'ancienneté de la coqueluche, divisée en période catarrhale et en période convulsive. S'il y a des lacunes dans ce tableau, c'est qu'elles n'ont souvent pu être comblées par les renseignements fournis par les parents, ou que les observations n'ont été prises qu'au point de vue de l'ulcération.

Malgré ses imperfections, ce tableau me semble offrir de l'intérêt surtout au point de vue de la détermination de la fréquence absolue des ulcérations sublinguales, et je le donne tel qu'il résulte du dépouillement des observations de M. Bouchut et des miennes.

Zitterland pensait que l'ulcération existait dans les cas où la maladie acquiert une certaine intensité, c'est là aussi l'opinion de M. Bouchut. Je crois aussi avec ces auteurs que l'intensité et le nombre des quintes sont les principales causes de l'ulcération, mais je pense que seules elles seraient insuffisantes pour la déterminer, et, ainsi que le Dr Gamberini, j'admets que la maladie peut être grave sans que ce symptôme existe. A l'appui de cette manière de voir, je rapporterai le fait suivant :

Observation. Ire — J'ai vu un enfant de 3 ans ayant la coqueluche depuis environ quatre semaines. Les accès de toux étaient très-intenses et revenaient de 40 à 45 fois dans les vingt-quatre heures ; ils étaient suivis de vomissements et de saignement de nez, et cependant jamais il n'a présenté d'ulcérations sublinguales.

J'ai observé plusieurs autres cas analogues, tandis que j'ai vu l'ulcération chez d'autres malades qui n'avaient pas plus de 7 ou 8 quintes d'une médiocre intensité dans la journée. Pour que l'ulcération se produise, il faut que la langue puisse être projetée facilement en avant sur l'arcade dentaire ; et tous les sujets ne sont pas également bien disposés pour cette projection. J'en ai remarqué un certain nombre chez lesquels la partie libre de la langue est relativement très-peu développée, et d'autres chez lesquels le frein se prolonge jusque vers la pointe et ne permet à cette dernière partie que des mouvements assez bornés. Ces deux sortes de dispositions de la langue qui ne sont point très-rares ont pour résultat de ne permettre à cet organe que de se porter très-peu en avant. Le petit malade que j'ai cité plus haut présentait un remarquable exemple de la seconde disposition. Chez lui, le frein qui se prolongeait jusqu'à la pointe de la langue empêchait cette dernière partie de franchir l'arcade dentaire, et s'il voulait porter la langue en avant, la pointe restait en arrière des dents, et c'était la partie moyenne du dos de la langue repliée qui seule était projetée en avant.

La durée de la maladie ne me paraît pas non plus avoir de l'influence sur le développement de l'ulcération.

Obs. II. — Un enfant âgé de 3 ans et demi a une toux convulsive depuis plus de six mois. Je l'ai observé moi-même pendant plus de deux mois, et, pendant tout ce temps, il a eu des quintes très-intenses variant au nombre de 10 à 15 dans la journée. Ses accès de toux étaient très-intenses, souvent suivis de vomissements; et l'enfant, qui était en outre atteint de rachitisme, était épuisé par suite du défaut d'alimentation. Jamais, à aucune époque de la maladie, l'examen de la langue n'a fait découvrir d'ulcérations sur cet organe; il a existé seulement sur les bords, de chaque côté au niveau des premières molaires de la mâchoire inférieure, de petites saillies blanchâtres formées par une hypersécrétion de la couche épithéliale. Les incisives moyennes de la mâchoire inférieure manquaient chez cet enfant.

A la suite de ce cas, qui montre que la durée de la coqueluche est sans influence sur le développement de l'ulcération, je citerai le fait suivant qui fait voir que la solution de continuité de la langue peut exister à une période très-rapprochée du début de la maladie.

Obs. III. — Le 25 février 1864, il nous a été présenté, à la consultation de l'hôpital des Enfants Malades, une petite fille âgée de 2 ans.

D'après les renseignements fournis par la mère, elle tousse depuis environ trois semaines, mais la toux n'est devenue quinteuse que depuis cinq à six jours; elle a en moyenne de 10 à 12 accès de toux dans la journée. A l'examen de la langue, je trouve sur le bord gauche de cet organe une ulcération de forme ovalaire dirigée dans le sens antéro-postérieur; elle a environ 8 millimètres de longueur sur 4 de largeur. La mère, qui paraît observer son enfant avec soin, nous dit avoir vu l'ulcération débuter il y a deux jours, par conséquent quatre jours seulement après le début des quintes. Les dents sont normalement développées; il faut en excepter toutefois la première molaire gauche de la mâchoire inférieure qui est très-grosse et déjetée du côté interne de l'arcade dentaire où elle fait une saillie très-marquée. La langue étant portée en avant, l'ulcération correspond exactement à cette dent.

C'est en définitive à l'existence des dents, à leurs dispositions normales ou anormales, et à la plus ou moins forte projection de la langue sur l'arcade dentaire pendant les quintes de toux dans la coqueluche, qu'on doit attribuer l'absence ou l'existence de l'ulcération. Je reviendrai, du reste, plus loin sur ces points et j'achèverai de le démontrer par quelques faits curieux.

Il est rare d'assister aux débuts de ce travail d'ulcération et c'est ce qui explique les contradictions de Zitterland, de Gamberini et de M. Bouchut sur la nature de la lésion qui précède la formation de ces petits ulcères.

Voici comment le premier de ces auteurs explique le début de l'ulcération. On voit, dit-il, le plus souvent se former, à l'intersection du frein, une vésicule qui se dessine sous forme de point jaune : cette vésicule s'accroît à mesure que la maladie se développe et prend parfois les dimensions d'une menue pièce de monnaie ; elle disparaît durant la période d'état sans écoulement notable, laissant à découvert un fond lardacé.

Bruck aurait trois fois constaté l'existence d'une vésicule laiteuse. Gamberini pense que l'ulcération débute toujours par une simple solution de continuité ; pour M. Bouchut, l'ulcération commence par une petite granulation blanchâtre, arrondie, de 1 à 2 millimètres de diamètre, granulation formée par de l'épithélium épaissi, qui tantôt se laisse soulever par de la sérosité de manière à former une vésicule, tantôt se détruit en laissant une surface dénudée sans avoir été soulevée par de la sérosité. Dans les cas que j'ai observés, il ne m'a point été donné de voir l'ulcération débuter par une vésicule, mais je l'ai vue se former par une simple solution de continuité ; en voici un exemple :

Obs. IV. — Un enfant âgé de 4 ans a depuis quatre mois des quintes de coqueluche : à l'examen de la langue je trouve sous cet organe, à gauche du frein, deux ulcérations transversales placées à quelques millimètres l'une de l'autre, elles ont la forme de fissures ; deux jours après le premier examen, je trouve, en avant des deux premières ulcérations, une petite déchirure transversale de la langue qui est encore saignante et qui ne tarde pas à présenter un aspect identique à celui des deux premières ulcérations. La dentition est normale.

Cette simple solution de continuité par laquelle débuterait l'ulcération n'est cependant point la lésion qui m'a paru précéder le plus souvent. Celle qui m'a paru de beaucoup la plus fréquente consiste dans la formation de petites saillies d'aspect blanchâtre, espèces de granulations formées par des cellules épithéliales.

En général, chez les enfants qui ont des quintes de coqueluche, le frein et la face inférieure de la langue et même le plancher buccal, rougissent et se gonflent ; à chaque quinte, la langue, étant projetée avec plus ou moins de force en avant, vient frapper contre les dents ; l'irritation déterminée par ce frottement anormal, produit une hypersécrétion de cellules épithéliales ; ces cellules forment une petite saillie granuleuse, d'une coloration blanchâtre, de 1 à 2 millimètres de diamètre. Ces granulations, si la cause qui les a produites les aggrave ou seulement persiste, se déchirent, tombent et laissent à leur place une ulcération.

Quelquefois ces granulations sont multiples et persistent pendant toute la durée de la maladie à l'état de plaques épithéliales sans jamais s'ulcérer. Le deuxième fait, rapporté plus haut, nous offre à la fois un exemple de la multiplicité et de la persistance de ces granulations épithéliales ; le cas suivant en présente un nouvel exemple.

Obs. V. — Une petite fille de 4 ans nous fut présentée, ainsi que sa sœur, à la consultation. Toutes les deux avaient la coqueluche. La sœur avait une large ulcération sur le frein, tandis que l'autre, qui toussait depuis environ cinq semaines et qui avait des quintes depuis environ vingt-cinq jours, n'offrait aucune ulcération ; mais on trouvait sur le frein, qui était normalement développé, une petite saillie blanchâtre, de 1 à 2 millimètres de diamètre, formée par une hypersécrétion de l'épithélium. En grattant cette plaque avec la pointe d'une épingle, je n'ai point vu s'écouler de liquide, comme cela aurait eu lieu si j'avais eu affaire à une véritable vésicule.

La dentition était normale.

Bien que je n'aie jamais vu la solution de continuité débuter par une vésicule, en présence des faits signalés par Zitterland, par Bruck et par M. Bouchut, je crois devoir aussi admettre que l'ulcération peut débuter par une vésicule.

Quoi qu'il en soit, une fois que l'ulcération existe, qu'elle ait débuté par une simple déchirure, par une granulation épithéliale ou par une vésicule, ses caractères sont les mêmes. Elle siége le plus souvent sur le frein, cependant on peut la rencontrer sur les parties voisines de ce repli, et même sur les bords de la langue. J'ai cité plus haut un cas où l'ulcération était située sur le bord et un autre cas où elle était située sous la langue sans intéresser le frein ; je citerai encore le fait suivant :

Obs. VI. — Une petite fille de 4 ans et demi nous est présentée à la consultation ; sa mère ne peut nous dire à quelle époque a commencé la toux catarhale, mais elle nous assure qu'il n'y a que cinq jours qu'elle a des reprises ; à l'examen de la langue, on constate que le frein est à peine marqué et que lorsque la langue est portée en avant, la partie médiane de la face inférieure présente une dépression très-prononcée, de chaque côté de laquelle on trouve une saillie bien accusée.

Sur celle du côté gauche, on trouve à environ 15

millimètres de la pointe une ulcération circulaire d'environ 2 millimètres de diamètre; cette ulcération est peu profonde, la couche épithéliale et les parties les plus superficielles du derme sont seules intéressées. Sur la saillie de droite, on trouve plusieurs petites saillies blanchâtres formées par l'épithélium mortifié. La dentition est normale, sauf que l'incisive latérale gauche est un peu plus saillante que les dents voisines. En tirant la langue en-avant, on voit que l'ulcération correspond exactement à cette dent.

Les différents faits qui nous montrent la variété de siége de ces ulcérations doivent faire rejeter le nom d'*ulcérations du frein* comme pouvant induire en erreur, en faisant supposer que l'ulcération siége toujours sur ce repli et jamais sur les autres parties de la langue. Je dois dire cependant que le frein est leur siége de prédilection, puisque dans 56 cas, où l'ulcération existait dans la coqueluche, nous l'avons rencontrée sur le frein 47 fois, et sur les autres parties de la langue seulement 9 fois.

Elle est presque toujours unique ; 2 cas seulement, observés par nous, faisaient exception à cette règle.

La forme de l'ulcération varie un peu avec le siége ; si elle occupe le frein, après avoir été d'abord ronde, elle devient presque toujours ovalaire, et son grand diamètre coupe perpendiculairement la direction du frein. Mais son apparence dépend beaucoup des positions que peut prendre la langue; le fait suivant en est une preuve, et nous montre en même temps un type assez fréquent de l'ulcération.

Obs. VII. — Un enfant, âgé de 6 ans, est entré à l'hôpital le 5 février dernier. Je ne sais combien a duré la période catarrhale, mais depuis quinze jours il a des quintes; ces dernières sont nombreuses et très-fortes; deux jours après le début de la toux convulsive, il existait sur le frein, qui est peu développé, une ulcération superficielle bien limitée, à fond grisâtre, reposant sur des tissus légèrement indurés. L'ulcération avait une forme arrondie, et environ 5 ou 6 millimètres de diamètre. Elle était située sur la ligne médiane juste au point de réflexion de la muqueuse linguale sur le plancher buccal. Lorsque la langue est portée en avant, l'ulcération paraît siéger entièrement sur la muqueuse de cet organe, et a alors une forme exactement circulaire; mais, lorsque la langue est dans sa position ordinaire, c'est-à-dire en arrière de l'arcade dentaire, les deux moitiés de l'ulcération s'appliquent exactement l'une sur l'autre, de sorte que cette solution de continuité paraît située en partie sur la muqueuse linguale et en partie sur le plancher de la bouche, et n'a plus du tout une forme circulaire. Les dents de la première dentition existent toutes et ne présentent rien de particulier à signaler.

La dimension des ulcérations est différente suivant l'ancienneté de la lésion, jamais je n'ai vu leur plus grande dimension dépasser 10 à 12 millimètres; leur couleur est ordinairement d'un gris blanchâtre, leur surface inégale et chagrinée, le plus souvent recouverte d'une espèce de détritus formé en grande partie par les éléments mortifiés des tissus sur lesquels repose l'ulcération. Ces tissus sont le plus souvent légèrement indurés au-dessous de la solution de continuité; cette induration est généralement assez facile à constater. En voici un exemple :

Obs. VIII. — Le 20 février, il nous a été présenté à la consultation une petite fille âgée de 18 mois. Cette enfant est normalement développée, son état général paraît bon. Cependant elle tousse depuis plus de cinq mois, et cette toux est devenue quinteuse depuis environ quatre mois. Ses accès de toux convulsifs, qui sont au nombre de 10 à 12 par jour, sont assez intenses et souvent suivis de vomissements. A l'examen de la langue, on trouve sur le frein qui est très-peu développé une ulcération de forme ovalaire, à grand diamètre transversal, ayant à peu près 8 à 10 millimètres de longueur sur 5 à 6 de largeur : cette ulcération repose sur des tissus tuméfiés ; elle est peu profonde, n'intéresse guère que la couche épithéliale et la partie superficielle du derme ; sa couleur est blanchâtre; elle doit cette couleur au détritus qui la recouvre; au toucher, on constate facilement de l'induration dans les tissus sur lesquels repose l'ulcération. Les deux incisives médianes, qui ont paru à l'âge de 9 mois, existent seules à la mâchoire inférieure. Comme dans plusieurs cas cités précédemment, lorsqu'on tire légèrement la langue en avant, l'ulcération vient correspondre exactement aux dents incisives. Le 14 mars, j'ai revu cet enfant ; les quintes n'ont pas beaucoup changé, ni pour la fréquence, ni pour l'intensité; cependant l'ulcération diminue d'étendue et marche vers la cicatrisation.

Les bords de ces petits ulcères sont ordinairement irréguliers, non taillés à pic.

L'ulcération est ordinairement peu profonde; elle est comme évidée, et sa plus grande profondeur située vers son centre. Elle n'intéresse guère que les couches épithéliales et la partie superficielle du derme. Cependant elle peut être exceptionnellement assez profonde pour mettre à nu les muscles et les nerfs. Le fait suivant recueilli par M. Bouchut en est une preuve.

Obs. IX. — Une petite fille qui avait la coqueluche depuis trois mois avec des quintes nombreuses et intenses, suivies souvent de vomissements et d'épistaxis, avait présenté une première ulcération qui s'était cicatrisée lorsqu'il s'en forma une nouvelle sur le frein. Cette seconde ulcération acquit une certaine profondeur, et l'enfant ayant succombé par suite de diverses complications survenues durant sa maladie, on trouva à l'autopsie que le fond de l'ulcération était formé par le muscle lingual, à la surface duquel se voyaient les branches terminales du nerf hypoglosse.

Des fragments de matière organique prise au centre de l'ulcération, et portés sous le microscope, ont présenté les caractères suivants :

1° De la matière amorphe ;

2° Une grande quantité de granulations moléculaires ;

3° Des fibres de tissu cellulaire ;

4° Un grand nombre de cellules d'épithélium pavimenteux ;

5° Un certain nombre de corps granuleux.

Lorsque les quintes deviennent moins fréquentes et plus faibles, lorsque la reprise tend à disparaître, les bords de l'ulcération s'affaissent, se rapprochent, la solution de continuité diminue d'étendue et disparaît bientôt complétement. On en peut cependant quelquefois retrouver la trace longtemps après sa cicatrisation. Dans le point qu'occupait l'ulcération, on trouve une surface dont la couleur blanchâtre tranche sur la muqueuse voisine.

Obs. X. — Une petite fille âgée de 4 ans, qui est dans le service des maladies chroniques, à l'hôpital des Enfants, depuis plus de six mois, a eu pendant environ trois semaines des quintes convulsives suivies de vomituritions et d'épistaxis; la toux a cessé (10 mars) depuis environ huit semaines. En examinant le frein et la partie inférieure de la langue, on trouve une plaque blanchâtre à grand diamètre transversal qui coupe perpendiculairement le frein, et qui tranche par sa couleur sur la muqueuse voisine. On peut, avec l'extrémité du doigt, constater en ce point une légère induration des tissus.

La cicatrisation coïncide ordinairement avec la disparition complète de la toux convulsive, cependant cette dernière peut encore persister, bien que la cicatrisation soit complète. Le cas suivant, recueilli par M. Bouchut, en est une preuve.

Obs. XI. — Une petite fille entrée à l'hôpital Sainte-Eugénie, le 25 octobre 1850, était atteinte, depuis environ trois mois, d'une forte coqueluche; les quintes, qui revenaient surtout la nuit, étaient suivies de saignement de nez. A l'examen de la langue, on constatait une large ulcération du frein. Le 15 novembre suivant, les quintes, sans avoir cessé complétement, avaient quelque peu diminué; quant à l'ulcération, elle était entièrement cicatrisée. La toux convulsive a persisté tout en diminuant d'intensité jusqu'au mois de janvier suivant.

A quelle époque de la maladie se forme l'ulcération sublinguale?

Il est difficile de répondre d'une manière bien catégorique à cette question, car, à l'hôpital, on ne voit guère les enfants que lorsqu'ils sont déjà atteints de quintes depuis un temps plus ou moins long; cependant différents cas que j'ai observés me portent à croire que c'est dans les huit ou dix premiers jours de la toux convulsive que commence l'ulcération. Je l'ai constaté deux ou trois fois au troisième ou quatrième jour des quintes.

Obs. XII. — Je n'en rapporterai ici qu'un exemple : Un enfant âgé de 3 ans 1/2 a été admis à l'hôpital le 20 février dernier pour une bronchite dont nous ne connaissons pas l'époque du début. Une toux quinteuse avec les reprises caractéristiques a débuté douze jours après son entré. Quatre jours seulement après l'apparition de ces accès convulsifs de toux, à l'examen de la langue, nous avons constaté, un peu à gauche et en dehors du frein, une petite ulcération transversale qui a la forme d'une fissure limitée en avant et en arrière par de petites indurations présentant une coloration blanchâtre ; les dents ne présentaient rien d'anormal.

Le tableau ci-joint, qui indique dans une de ses colonnes l'époque de la toux convulsive où les enfants nous ont été présentés, peut donner une idée de l'époque où cette ulcération se développe.

Cette ulcération de la langue dans la coqueluche peut-elle être confondue avec quelque autre solution de continuité de la langue, tels que le cancer ulcéré, la stomatite ulcéro-membraneuse, l'ulcération aphtheuse, les brûlures, les morsures, les ulcérations produites par des caries dentaires ? Une méprise ne me paraît guère possible avec le cancer et les morsures, il en est de même des ulcérations de la stomatite qu'on rencontre si souvent chez les enfants de la classe pauvre. Cependant l'erreur pourrait, jusqu'à un certain point, être possible avec ces dernières sortes de lésions, mais on évitera toute méprise en considérant que les ulcérations dans la stomatite sont le plus souvent multiples, occupent des étendues assez considérables, et siégent ordinairement sur les bords, la face supérieure de la langue et surtout sur les gencives et la face interne des joues, caractères qui les distinguent suffisamment des ulcérations de la coqueluche, qui, comme je l'ai déjà indiqué, sont le plus souvent uniques, petites, et ont pour siége de prédilection le frein de la langue.

L'ulcération qui succède à la rupture de la vésicule de l'aphthe sera aussi généralement facile à distinguer de celle de la coqueluche, étant aussi, contrairement à cette dernière, multiple et siégeant le plus souvent sur la face interne des lèvres et des joues. Le diagnostic peut présenter plus de difficultés lorsque l'ulcération, au lieu de siéger sur le frein, est placée sur les bords de la langue, car dans ce cas la solution de continuité pourra être prise facilement pour une de ces excoriations produites par l'irritation causée par la carie d'une dent contre laquelle la langue vient frotter. L'examen des dents et surtout l'existence d'une toux convulsive serviront, de même, du reste, que pour les autres sortes d'ulcérations, à lever tous les doutes.

Quelquefois les jeunes enfants prennent l'habitude de porter la langue en avant; dans ce cas, la langue et le plancher buccal peuvent se tuméfier et prendre plus ou moins profondément l'empreinte des dents, il en est de même lorsque la langue et le plancher buccal sont gonflés comme dans les stomatites. Lorsque ces faits se présentent, si l'on n'examinait que superficiellement, on pourrait croire qu'il existe une véritable ulcération et commettre une méprise. Voici un cas où cette erreur était possible.

Obs. XIII. — Un enfant, âgée de 13 mois, qui, d'après le dire de la mère, n'aurait jamais toussé, présente au-dessous de la langue qui est toujours tuméfiée, ainsi que le plancher buccal, une fossette assez profonde, à fond blanchâtre, simulant une ulcération. Les deux incisives médianes inférieures et les deux incisives latérales supérieures existent seules et sont normalement développées. En examinant attentivement le rapport de la fossette et des dents, on reconnaît que l'enfant portant habituellement la langue en avant, les dents incisives de la mâchoire inférieure se sont creusé une espèce d'alvéole dans le tissu de la langue.

Cette ulcération, lorsqu'elle existe, caractérise-t-elle bien la coqueluche, et ne peut-on point la rencontrer dans les autres maladies où existe une toux plus ou moins violente? J'ai examiné, dans le but d'éclaircir ce point de doute, un grand nombre d'enfants qui avaient une toux fréquente, causée chez les uns par des laryngites, chez les autres par des bronchites, par des pneumonies, par des tubercules pulmonaires, etc., et je n'ai jamais trouvé d'ulcérations du frein, de sorte que je crois pouvoir affirmer que, lorsqu'on rencontrera une ulcération présentant les caractères que j'ai décrits, on peut assurer que l'enfant a la coqueluche.

La valeur pathognomonique de ce symptôme n'est pas sans importance au point de vue diagnostic, car il permettra de reconnaître de suite l'existence de la coqueluche dans les cas où les autres signes seraient douteux. M. Bouchut traitait une petite fille qui offrait tous les phénomènes de la bronchite depuis un mois ; elle toussait par quintes sans reprises, et il ne savait si elle avait réellement la coqueluche. En découvrant une ulcération sur le frein de la langue, il se hasarda à formuler un diagnostic et l'événement lui donna raison, car au bout de quelques jours la coqueluche se présenta avec tous ses caractères habituels. Dans un autre cas un enfant fut amené à la consultation de l'hôpital par sa mère, fort inquiète de voir une ulcération placée sur le frein de la langue de son enfant, cela la tourmentait plus que la toux, et elle venait demander les moyens de guérir cette ulcération. On remonta facilement de l'effet à la cause, et reconnaissant une coqueluche, on s'occupa à la fois de la bronchite convulsive et de l'ulcération qu'elle avait produite.

A la consultation dans un grand hôpital où le médecin ne peut consacrer que très-peu de temps à l'examen de chaque malade, ce signe lui permettra, lorsqu'il existera, de reconnaître de suite la maladie de l'enfant.

M. Bouchut a signalé l'application possible de la

connaissance de ces ulcérations linguales à certaines questions de médecine légale. En effet, elles peuvent servir au diagnostic de la maladie chez un enfant qu'on n'a pas entendu tousser, sur lequel on n'a pas de renseignement et *même sur un cadavre*. Ce sont des lésions assez importantes pour être utilisées dans ces questions d'identité dont s'occupe la médecine légale. La présence d'une ulcération située sur le frein ou dans le voisinage de ce repli, et présentant les caractères que j'ai signalés, ou même la constatation de l'existence de la cicatrice qui peut laisser des traces plus ou moins accusées, pourront servir lors de la recherche et de la reconnaissance d'un enfant perdu ou défiguré par des mains criminelles. On saurait ainsi qu'il s'agit d'un enfant atteint de coqueluche, ce qui pourrait dès lors diriger les investigations de la justice. C'est un fait de plus à ajouter au chapitre de la recherche de l'identité.

En disant plus haut que l'ulcération pouvait exister dans des cas où la coqueluche est bénigne, et manquer dans des cas où elle est grave, c'était dire que nous ne croyons pas qu'au point de vue du pronostic de la maladie on puisse tirer quelques indications de l'ulcération. Tout au plus pourra-t-on, dans les cas où on verra l'ulcération se déterger et tendre vers la cicatrisation, conclure que les quintes diminuent de fréquence et d'intensité, et que la maladie touche à sa fin.

Qu'elle est, en définitive, la cause de l'ulcération sublinguale de la coqueluche, et quelle est son importance dans l'histoire de la maladie? Telle est la double question à poser dès que la clinique a démon tré l'existence matérielle de cette ulcération. Est-il possible de considérer les lésions de la langue comme une éruption pustuleuse, de cause interne, semblable à celle que produit l'éruption de quelques maladies virulentes, et notamment la variole, la rage, etc. Le Dr Lersch a, à la fin de son travail, émis cette opinion que cette ulcération pourrait bien avoir quelque analogie avec les pustules sublinguales des hydrophobes; mais c'est là un rapprochement qui me paraît mal fondé, et, du reste, avant de le hasarder, je crois qu'il serait bon de constater si ces pustules de la rage qu'on a désignées sous le nom de lysses existent chez l'homme atteint de la rage.

Quoi qu'il en soit, la cause réelle de ces ulcérations est, comme je l'ai déjà dit et comme je vais le démontrer, l'action entièrement mécanique du frottement et de l'usure de la langue sur les arcades dentaires. Peut-être l'état de la maladie, la mauvaise disposition générale de l'enfant peuvent le prédisposer à ces ulcérations, de même que, dans les maladies graves, l'état général prédispose aux eschares tous les points de la surface du corps qui sont le siége de frottement ou sur lesquels repose le poids du corps. La force de projection de la langue hors de la bouche pendant les quintes convulsives de la coqueluche, le frottement répété de cet organe sur un point ou sur un autre des arcades dentaires, le siége de l'ulcération variable suivant la bonne ou mauvaise disposition des dents, la forme particulière que prend la langue au moment des quintes, l'absence des ulcérations chez les enfants qui n'ont point encore de dents, tout concourt à prouver la nature mécanique de ces ulcérations. M. Bouchut a vu les faits suivants :

Obs. XIV. — Chez un enfant de 5 ans qui n'avait pas d'incisives médianes inférieures, et qui était au vingt-neuvième jour de la coqueluche et au vingt et unième seulement de la toux convulsive, il y avait, non sur le frein, mais de chaque côté et distantes d'environ 1/2 centimètre de ce repli, deux larges ulcérations.

Obs. XV. — Chez un autre enfant de 5 ans, atteint de toux convulsive depuis une vingtaine de jours, et qui avait une incisive inférieure latérale placée de champ et faisant saillie au-dessus des dents voisines, il y avait une ulcération latérale de la langue à côté du frein dans le point correspondant à la dent difforme.

Obs. XVI. — Une autre fois enfin, dans un cas où il y avait difformité d'une dent de la mâchoire supérieure, l'ulcération se trouvait à la partie supérieure et latérale de la langue près de la pointe.

Gamberini a observé un fait semblable; un garçon de 6 ans, dont l'arcade dentaire était plus haute à gauche qu'à droite, présentait assez loin du frein une ulcération assez étendue répondant à la canine inférieure gauche. Enfin, lorsque l'ulcération existe sur le frein, elle occupe tantôt la face inférieure de la langue dans un point très-rapproché du plancher de la bouche, tantôt la partie la plus élevée du frein près de la pointe de la langue, suivant l'allongement plus ou moins considérable de cet organe au moment des quintes. Elles n'existent que dans la période convulsive de la coqueluche et à mesure que les quintes diminuent de fréquence et d'intensité ; lorsque cessent les reprises sonores, on la voit se rétrécir et se cicatriser par degrés, fait en rapport avec la disparition des causes de son développement. Si, à toutes ces preuves, on ajoute les témoignages négatifs tirés des cas de coqueluches observées chez les jeunes enfants n'ayant point encore de dents ou chez les jeunes sujets privés de dents à la mâchoire inférieure et qui n'ont pas été accompagnés d'ulcérations sublingales, on verra qu'en réalité l'irritation mécanique de la langue est la cause qui, mettant en jeu la réaction des tissus, provoque leur congestion, leur gonflement, l'hypersécrétion épithéliale, le soulèvement de l'épithélium et finalement l'ulcération consécutive.

L'existence des ulcérations de la langue dans le cours de la coqueluche n'a été la cause d'aucun accident chez le malade soumis à notre observation; on peut la regarder dès lors, comme une complication n'ayant aucune gravité. Une fois cependant M. Bouchut l'aurait vue être l'origine d'un engorgement ganglionaire sous-mentonnier qui s'est terminé du reste par résolution. Quelquefois il s'est fait en même temps que l'ulcération de la coqueluche une stomatite gangréneuse; mais nous ne pouvons voir entre les deux accidents qu'un rapport de coïncidence.

L'ulcération sublinguale de la coqueluche est donc un phénomène sans gravité, qui n'acquiert une réelle importance qu'au point de vue du diagnostic de la maladie.

En général, cette ulcération ne réclame aucun traitement, cependant on pourra, dans quelque cas, hâter sa cicatrisation par l'emploi de quelques collutoires détersifs, par celui de quelques légères cautérisations, faites avec un crayon de nitrate d'argent, ou d'une solution d'iode portée sur la plaie avec un pinceau.

EN RÉSUMÉ :

I. La coqueluche produit sur un peu plus de la moitié des enfants qu'elle atteint des ulcérations de la langue.

II. La durée de la coqueluche ne paraît pas avoir d'influence sur le développement de ces ulcérations.

III. L'intensité et le nombre des quintes, l'existence des dents et le frottement facile de la face inférieure de la langue sur ces derniers sont les principales causes de l'ulcération.

IV. Elle peut succéder à une simple solution de continuité ; être consécutive à la rupture d'une vésicule ou à un gonflement inflammatoire local suivi d'exsudation épithéliale.

V. Quelquefois la lésion ne va pas jusqu'à l'ulcération et se borne aux petites plaques formées par l'hypersécrétion des cellules épithéliales.

VI. L'ulcération est ordinairement située sur le frein, mais on peut la rencontrer dans le voisinage de ce repli et sur les bords de la langue.

VII. Après avoir été arrondie, elle prend presque toujours une forme ovalaire qui affecte une direction qui coupe celle du frein.

VIII. Elle est ordinairement unique.

IX. Elle se développe dans les premiers temps de la période convulsive de la coqueluche.

X. Elle dure autant que les quintes; cependant on la voit se cicatriser quelquefois avant la disparition complète de ces dernières.

XI. On ne la rencontre avec les caractères que nous lui avons assignés que dans la coqueluche, elle peut par conséquent éclairer le diagnostic de cette maladie.

XII. Elle pourra fournir d'utiles renseignements aux médecins légistes pour établir certains cas d'identité.

XIII. Son existence ou son absence ne peuvent rien faire préjuger relativement à la gravité ou à la bénignité de la maladie.

XIV. L'ulcération de la coqueluche est due à une cause purement mécanique. On ne peut la comparer aux ulcérations qui succèdent à l'éruption de certaines maladies virulentes

	SEXE.	AGE.	DURÉE de la toux catarrh.	DURÉE des quintes convuls.	Pas d'ulcération.	ULCÉRATIONS DU FREIN.
1	Garçon.	5 ans.	»	21 j.	»	Ulcération du frein.
2	—	2 1/2	»	38	0	
3	—	»	»	»	0	
4	—	»	»	»	»	1 ulcération du frein.
5	Fille.	6	»	40	»	*Id.*
6	—	4	»	30	0	
7	—	6	»	8	0	
8	—	5	»	35	»	Granulations blanchâtres du frein.
9	—	6	»	4	»	Erosion du frein.
10	Garçon	»	»	»	0	
11	—	»	»	»	0	
12	—	»	»	»	»	1 ulcération.
13	—	4	»	30	»	*Id.*
14	Fille.	17 m.	»	15	»	*Id.*
15	Garçon	2 ans	»	20	»	*Id.*
16	—	3 ans.	»	21	»	*Id.*
17	Fille.	»	»	»	0	
18	—	»	»	»	0	
19	—	»	»	»	0	
20	—	»	»	»	0	
21	Garçon.	»	»	»	0	
22	Fille.	»	»	»	0	
23	Garçon.	»	»	»	0	
24	Fille.	»	»	»	0	
25	Garçon	»	»	»	0	
26	Fille.	5 ans.	8 j.	21	»	2 ulcérations latérales au frein.
27	Garçon	»	»	21	»	1 — —
28	—	16 m.	15	15	»	1 ulcération au frein.
29	—	6 ans.	30	15	»	*Id.*
30	Fille.	4	8	21	»	*Id.*
31	—	3	15	21	»	*Id.*
32	Garçon.	4	15	15	0	
33	—	3	30	60	»	1 ulcération.
34	Fille.	3	15	45	»	1 ulcération au sommet du frein.
35	—	5	»	30	0	
36	Garçon	2	8	21	»	1 ulcération.
37	Fille.	4	8	15	0	
38	—	2 1/2	»	40	0	
39	—	5 1/2	»	21	0	
40	—	3	16	105	0	
41	—	4	8	30	»	1 ulcération.
42	—	3	8	15	0	
43	—	3	8	21	0	
44	—	9	11	20	»	Hypertrophie du frein sans ulcération.
45	—	6	»	150	0	
46	—	2	»	90	0	
47	—	3	30	8	»	1 vésicule au frein.
48	—	12	8	15	»	*Id.*
49	—	2	15	15	»	1 ulcération.
50	—	7	35	15	0	
51	—	6	35	8	»	1 ulcération.

	SEXE.	AGE.	DURÉE de la toux catarrh.	DURÉE des quintes convuls	Pas d'ulcération.	ULCÉRATIONS DU FREIN.
52	Fille.	10 ans	8 j.	21	0	
53	—	8	8	15	»	1 ulcération.
54	—	11	15	15	0	
55	—	3	8	4	»	1 ulcération.
56	—	9	»	15	0	
57	—	4	8	7 m.	»	L'enfant est arrivé presque guéri.
58	—	2	30	30 j.	»	Ulcération au frein.
59	—	8	15	70	0	
60	—		2	8	0	
61	—		8	45	0	
62	—	2 1/2	8	3	0	
63	—	2	15	13	0	
64	—	4	15	15	0	
65	—	7	»	15	»	1 ulcération.
66	—	4	»	15	0	
67	—	2	15	40	»	1 grande ulcération.
68	—	2	15	4	»	Granulat. épithéliales superposées.
69	—	10	30	15	»	1 ulcération.
70	—	14	30	15	»	1 granulation.
71	—	5	10	20	0	
72	—	3	15	21	»	1 ulcération.
73	—	3	8	15	»	Granulation à droite du frein.
74	—	6	15	15	»	— en chapelet.
75	—	8	»	»	0	
76	—	11	»	»	0	
77	—	6 1/2	»	»	0	
78	—	6	»	»	»	Hypertrophie du frein.
79	Garçon.	5	2	21	»	1 ulcération.
80	—	3	»	»	0	
81	—	28 m.	»	32	»	Hypertrophie du frein.
82	—	3 ans.	»	30	»	*Id.*
83	—	5	»	14	»	1 ulcération.
84	—	2 1/2	»	21	»	*Id.*
85	Fille.	13 m.	30	2 m.	»	Ulcération du frein.
86	—	2 ans.	18	4 j.	»	— du bord de la langue.
87	—	2 1/2	21	»	»	— du frein.
88	—	4	40	»	»	Granulations blanchâtres du frein.
89	—	4	65	21	0	
90	Garçon.	5	»	80	0	
91	—	3 1/2	»	5	»	Ulcération sur la face inférieure de la langue.
92	—	3	»	190	»	3 ulcér. sur la face inf. de la langue.
93	—	3 1/2	»	5	»	Granulations épithéliales.
94	—	2 1/2	»	»	0	
95	—	10	»	»	»	Ulcération du frein.
96	Fille.	5	45	15	»	*Id.*
97	—	15 m.	»	»	»	Ulcération sublinguale.
98	—	4	»	»	»	— du frein.
99	—	4 1/2	»	5	»	Ulcération située sur la partie latérale de la face inférieure de la langue.
100	Garçon.	6	»	15	»	Ulcération du frein.

www.ingramcontent.com/pod-product-compliance
Ingram Content Group UK Ltd.
Pitfield, Milton Keynes, MK11 3LW, UK
UKHW021207230726
13926UKWH00001B/364

9 782016 174753